www.ingramcontent.com/pod-product-compliance
Lightning Source LLC
Chambersburg PA
CBHW072158170526
45158CB00004BA/1697
* 9 7 8 1 0 7 6 7 9 8 0 4 6 *